Souleymane Ongoiba

# Sensibilité du gonocoque aux antibiotiques

Souleymane Ongoiba

# Sensibilité du gonocoque aux antibiotiques

Sensibilité du gonocoque aux antibiotiques utilisés
dans la prise en charge syndromique de l'écoulement
urétral

Presses Académiques Francophones

**Impressum / Mentions légales**
Bibliografische Information der Deutschen Nationalbibliothek: Die Deutsche Nationalbibliothek verzeichnet diese Publikation in der Deutschen Nationalbibliografie; detaillierte bibliografische Daten sind im Internet über http://dnb.d-nb.de abrufbar.
Alle in diesem Buch genannten Marken und Produktnamen unterliegen warenzeichen-, marken- oder patentrechtlichem Schutz bzw. sind Warenzeichen oder eingetragene Warenzeichen der jeweiligen Inhaber. Die Wiedergabe von Marken, Produktnamen, Gebrauchsnamen, Handelsnamen, Warenbezeichnungen u.s.w. in diesem Werk berechtigt auch ohne besondere Kennzeichnung nicht zu der Annahme, dass solche Namen im Sinne der Warenzeichen- und Markenschutzgesetzgebung als frei zu betrachten wären und daher von jedermann benutzt werden dürften.

Information bibliographique publiée par la Deutsche Nationalbibliothek: La Deutsche Nationalbibliothek inscrit cette publication à la Deutsche Nationalbibliografie; des données bibliographiques détaillées sont disponibles sur internet à l'adresse http://dnb.d-nb.de.
Toutes marques et noms de produits mentionnés dans ce livre demeurent sous la protection des marques, des marques déposées et des brevets, et sont des marques ou des marques déposées de leurs détenteurs respectifs. L'utilisation des marques, noms de produits, noms communs, noms commerciaux, descriptions de produits, etc, même sans qu'ils soient mentionnés de façon particulière dans ce livre ne signifie en aucune façon que ces noms peuvent être utilisés sans restriction à l'égard de la législation pour la protection des marques et des marques déposées et pourraient donc être utilisés par quiconque.

Coverbild / Photo de couverture: www.ingimage.com

Verlag / Editeur:
Presses Académiques Francophones
ist ein Imprint der / est une marque déposée de
OmniScriptum GmbH & Co. KG
Heinrich-Böcking-Str. 6-8, 66121 Saarbrücken, Deutschland / Allemagne
Email: info@presses-academiques.com

Herstellung: siehe letzte Seite /
Impression: voir la dernière page
**ISBN: 978-3-8416-2668-4**

# LISTE ABBREVIATIONS

IST : Infections Sexuellement Transmissibles

MST : Maladies Sexuellement Transmissibles

VIH : Virus de l'Immuno déficience-Humaine

EDS : Enquête Démographique et de Santé

PNLS : Programme National de Lutte contre le Sida

RENAGO : Réseau National de Gonocoques

CMI : Concentration Minimale Inhibitrice

pH : Potentiel d'hydrolyse

PCR :<<Polymerase by Chain Reaction >>

$CO_2$ : Dioxyde de Carbone

VCN : Vancomycine Colistine Nystatine

MGG: May Grünewald Giemsa

VB : Vaginose Bactérienne

CT:     *Chlamydia trachomatis*

ELISA: Enzym Linked Immuno Sorbent Essay

CDC :<< Center for Desease Control and Prevention>>

INRSP : Institut National de Recherche en Santé Publique

PCB : Pomme de terre Carotte Bile

IEC : Information Education et  Communication

# Sommaires

# 1-**Introduction**:

Les Infections Sexuellement Transmissibles constituent un groupe d'affection qui à travers leurs recrudescences actuelles et leurs impacts sociaux, sanitaires, économiques méritent une certaine réflexion.

L'incidence élevée des IST constitue un des problèmes que la médecine ait connu depuis longtemps [1].

Plusieurs auteurs ont noté cette importance :

- Le centre des IST d'ATLANTA souligne que la gonococcie constitue la plus fréquente des maladies infectieuses de l'adulte. On estime entre 250000 à 300000 par an. Le nombre de nouveaux cas pour une population adulte [1]
- MUIR et BELSEY indiquent des prévalences de 12% et 21% dans les centres de planning familial du Zimbabwe et du Cameroun [2].
- Au Sénégal, une enquête prospective menée en milieu ouvrier a montré que pendant la période d'étude 7,8% d'un effectif de 1580 ont contacté au moins une fois la gonococcie [3].

Au Mali en 1982, il a été montré que le gonocoque était responsable de 70% des vaginites chez 256 prostitués [4].

- Une étude ISBS réalisée par l'INRSP/PNLS/CDC au Mali en 2000 a montré que la prévalence de la gonococcie était chez les professionnelles de sexe masculin ou féminin parmi les groupes à risque de 3,2% [5].

A travers ces travaux on peut dire que la gonococcie n'a jamais cessé de connaitre une place importante malgré les campagnes d'Information, d'Education et de Communication menées dans la lutte contre le VIH /SIDA.

La gonococcie est une maladie connue depuis longtemps. Elle est transmise presque exclusivement par contact sexuel.

L'agent étiologique, *Neisseria gonorrhoeae* est exclusivement humain et est responsable chez la femme, des infections des voies urinaires et génitales basses, de pelvipéritonites et de séquelles (infécondité et grossesse extra utérine).

Chez l'homme elle peut être responsable d'urétrites et d'épididymites et dans les deux sexes, de proctites de pharyngites, de conjonctivites et d'infection généralisées.

La gonococcie est à l'origine d'exsudats purulents. Les symptômes de la maladie peuvent toute fois être absents ou ne pas se distinguer de ceux des Chlamydioses.

Par conséquent le recours au laboratoire est indispensable pour porter le diagnostic, rechercher le germe responsable et confirmer la guérison.

Le diagnostic au laboratoire peut être direct ou indirect [6].

Le diagnostic direct repose sur la microscopie par observation des lames après coloration de Gram et la culture d'exsudat purulent provenant des voies génitales.

Le diagnostic indirect utilise plusieurs techniques parmi les lesquelles on peut citer : la fixation du complément, l'agglutination par le latex sensibilisé, l'immunofluorescence et le titrage des anticorps anti-pili de surface, l'ELISA.

La préférence est habituellement donnée à la microscopie et à la culture pour un diagnostic direct de l'infection gonococcique.

Cependant, la culture de *Neisseria gonorrhoeae* pose des difficultés. Celles ci peuvent rendre impossible la réalisation de l'antibiogramme.

Toute fois ces difficultés dépendent d'une série de facteurs :

- La technique de prélèvement ;
- Les conditions de prélèvements ;
- La méthode et la durée de transport des prélèvements ;
- La composition et la qualité des milieux de culture ;
- Les conditions d'incubation ;
- Les réactifs et les techniques utilisées pour l'isolement et l'identification des germes ;
- L'antibiothérapie avant le prélèvement (par le médecin ou par l'automédication [7].

La première validation des algorithmes de prise en charge des infections sexuellement transmissibles au Mali a été faite en 2002.

La résistance à *Neisseria gonorrhoeae* aux fluoroquinolones a été de plus en plus reconnue en Afrique et représenterait un motif d'échec pour le traitement de ce syndrome d'écoulement urétral. Des études réalisées au Maroc et en Tunisie en 2001 ont donné respectivement 2,6% et 6,2% de résistance du gonocoque à la ciprofloxacine. En France une étude du Réseau National des Gonocoques (RENAGO) a montré une augmentation de la résistance du gonocoque à la ciprofloxacine de 12,8% en 2003 à 30, 2% en 2004. Cet échec pourrait conduire à une perte de confiance des patients et des prestataires aux outils nationaux de prise en charge des infections sexuellement transmissibles. La méthode actuelle de traitement est basée sur :

Apres l'interrogatoire et la confirmation de l'écoulement urétral de donner par voie orale 500 mg de ciprofloxacine en prise unique et de la doxycycline 100 mg 2 fois par jour pendant 7 jours si l'écoulement est accompagné d'urétrites à *Chlamydia*.

La présente étude vise à déterminer le profil de résistance du gonocoque vis-à-vis de la ciprofloxacine (médicaments qui fait partie du schéma thérapeutique de la blennorragie communément appelée gonococcie).

La vérification de l'étiologie des infections sexuellement transmissibles et du profil de résistance du gonocoque à la ciprofloxacine réduira au minimum les risques d'échecs de traitement pour l'écoulement urétral chez l'homme et chez la femme.

## 2- Objectifs:

### 2-1 Objectif principal

Evaluer le profil de résistance du gonocoque aux antibiotiques utilisés dans la prise en charge syndromique de l'algorithme de l'écoulement urétral.

### 2-2 Objectifs spécifiques

- Déterminer les caractéristiques sociodémographiques des patients
- Déterminer la fréquence des cultures positives à *Neisseria gonorrhoeae*
- Déterminer la CMI des souches de *Neisseria gonorrhoeae* aux antibiotiques utilisés dans le traitement syndromique de l'écoulement urétral

## 3- Généralités:

### 3-1 Gonococcie:

**3-1-1 Historique:** Le mot gonorrhée est d'origine grecque. Il est Galien et signifie écoulement de semences. Rabelais lui donne le nom de « chaude pisse ». Swediowr lui donna le nom de Blennorragie en 1784. Longtemps gonorrhée et syphilis ont été considérées comme deux manifestations d'une même maladie. Benjamin Bell, en1773 montre la différence entre les deux maladies. Hernandez en 1812 apporte la preuve définitive de cette différence qui sera confirmée en 1838 par Philipe Ricord [8]. Ce n'est qu'en 1879 qu'ALBERT NEISSER a découvert le gonocoque dans le pus urétral et oculaire et réussit la culture sur du sang placentaire à 30-34% et lui donna le nom de *Neisseria gonorrhoeae*. Il obtient la culture des germes en 1884 sur sérum humain coagulé.

**3-1-2- Agent pathogène:** Il s'agit d'un diplocoque à Gram négatif en grain de café. Chaque diplocoque a 0,7µm de largeur et 1,3µm de longueur. Par rapport aux polynucléaires les diplocoques sont intra ou extra cellulaires. *Neisseria gonorrhoeae* est une bactérie que l'on trouve sur les muqueuses. Il est très fragile et sensible aux variations de température et de pH. Le gonocoque est très souvent associé aux infections à *Chlamydia trachomatis, Candida albicans, Trichomonas vaginalis, Mycoplasme*

*Neisseria gonorrhoeae*

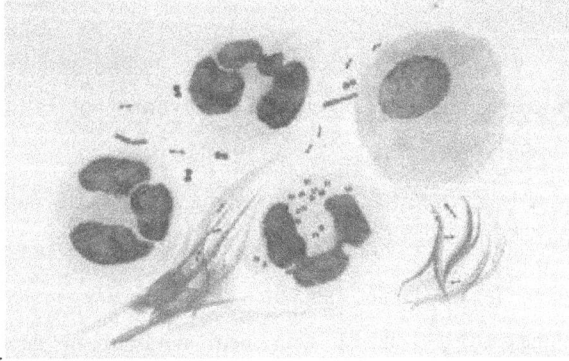

fr.wikipedia.org/wiki/*Neisseria _ gonorrhoeae*

### 3-1-3-Epidémiologie:

La gonococcie est une des maladies humaines les plus anciennement connues. *Neisseria gonorrhoeae* est un des germes sexuellement transmissibles dont la prévalence est la plus élevée [9]. Les taux de gonococcies maternelles sont inférieurs à 5% aux USA tandis qu'ils peuvent dépasser 10% dans certaines régions de l'Afrique [10].

Aux USA, l'incidence de l'infection à gonocoque chez l'enfant âgé de 0 à 9 ans est faible, elle se situait autour de 6,5 pour 100000 entre 1980 et 1985 [9].

Des rapports originaires des USA ont trouvé une infection à gonocoque chez 3 à 12% des adolescents sexuellement actifs dans les deux sexes [11].

Des études menées dans une communauté rurale d'Afrique du sud sur 259 sujets ont montré que la prévalence de *Neisseria gonorrhoeae* était de 45%. Aux Kwazulu natal sur 145 prostituées, 14,3% avaient une infection à *Neisseria gonorrhoeae* [12].

La gonococcie reste fréquente particulièrement en milieu urbain et notamment dans le milieu de la prostitution [13].

**3-1-4- Clinique:**

La période d'incubation est muette et dure environs 10 jours [8].

Dans 93,6% des cas chez l'homme, il s'agit d'une urétrite aigue. Elle se manifeste par un prurit plus ou moins intense au niveau du méat dont les lèvres deviennent plus ou moins rouges tandis qu'apparaissent un suintement et une brûlure à la miction [8]. Très rapidement, l'écoulement devient important, purulent, tantôt blanchâtre, tantôt jaunâtre. L'infection peut s'étendre aux canaux éjaculateurs, aux vésicules séminales, aux sous muqueux urétraux et au prépuce créant une balanite.

Chez la femme, en général, l'infection est muette à son début et capricieuse dans son évolution.

C'est presque toujours la gonococcie du partenaire masculin qui va inciter la malade à consulter [8]. Les complications locales sont possibles mais c'est surtout l'extension au haut appareil génital qui fait la gravité et le pronostic des infections : endométrite, salpingite, annexite pelvienne, syndrome de FITZ-HUGHCURTIS.

La gonococcie est une des infestions sexuellement transmissibles les plus fréquemment rencontrées chez les victimes d'abus sexuels aux USA avec des prévalences variant de 3 à 12% [9]. La contamination du nouveau-né se fait lors de la traversée de la filière génitale pendant l'accouchement.

Aux USA l'incidence de l'ophtalmie gonococcique est estimée à 0,04% [9]. Une étude menée au Mali a donné les résultats suivant: sur 288 nouveaux-nés, 60 présentaient une conjonctivite cliniquement décelable. Parmi eux 30 (soit 50%) étaient infectés par *Neisseria gonorrhoeae*.

L'association *Neisseria gonorrhoeae* et *Chlamydia trachomatis* était de 10% [14]. La prophylaxie de cette ophtalmie du nouveau-né consiste:

- A instiller deux gouttes dans chaque œil de l'enfant six fois par jours pendant les 3 premiers jours un collyre (Argyrol*); vitellinate d'argent ou vitargenol et application de:

- Teramycine (oxytetracycline) le soir: c'est la méthode de CREDE.
- A dépister et traiter les leucorrhées de la femme enceinte [15].

Aussi bien chez l'Homme que chez la femme, d'autres localisations gonococciques sont possibles : localisation oculaire, pharyngées, articulaires, anorectales, des manifestations entamées et des formes disséminées.

### 3-1-5 Caractères bactériologiques

**3-1-5-1 Habitat :** Le gonocoque est un germe fragile et exigeant. C'est pourquoi on le retrouve dans la nature qu'à l'état saprophyte. Il est toujours parasite des muqueuses et sous muqueuses.

**3-1-5-2 Morphologie :** *Neisseria gonorrhoeae* se présente sous forme de diplocoques à Gram négatif en grain de café dont les faces planes se regardent. Chaque coque mesure environ 0 ,7µm à 0,8µm de diamètre.

Il existe une encoche au niveau du milieu de la face aplatie (encoche d'ESCHAUM). C'est un germe asporulé et immobile.IL peut porter des fimbriae et une capsule. Les diplocoques peuvent être intra ou extra cellulaires lorsque les polynucléaires sont altérés.

**3-1-5-3 Caractères culturaux :** Le gonocoque est exigeant pour sa culture. Celle ci se fait sur des milieux enrichis : la gélose chocolat ou gélose au sang cuit, dans une atmosphère enrichie à 10% de gaz carbonique et humide.

A fin d'entraver la croissance des autres bactéries de la flore génitale, des antibiotiques et antimycosiques inactifs sur le gonocoque sont incorporés dans la gélose (Vancomycine, nystatine, amphotericine B. [16]

La gélose est enrichi d'avantage par addition d'un mélange vitaminique appelé supplément G ou poly vitex dans le but de favoriser la croissance du gonocoque.

Pour obtenir des bons résultats, l'ensemencement doit être immédiat sur milieu réchauffé à 37°C.

L'incubation est faite entre 36 et 37°C dans une atmosphère humide et enrichie à 10% de gaz carbonique. Les boites sont observées après 24-48 h d'incubation.

Au bout de 24-48 H des colonies typiques vont apparaitre, elles ont 0,5-1µm de diamètre, sont lisses, plates et peuvent prendre un aspect blanchâtre ou grisâtre, transparente ou opaques à bords réguliers ou irréguliers.

**3-1-5-4 <u>Caractères biochimiques</u>** : Le gonocoque fermente le glucose sans production de gaz carbonique. Il est catalase positive et oxydase négative. Il est incapable d'acidifier les autres sucres comme le maltose, le fructose le lactose, le saccharose et le mannitol.

**3-1-5-5 <u>Caractères antigéniques</u>** : Des études récentes ont permis de définir biochimiquement un certain nombre d'antigènes.

Les pilis ou fimbriae : de nature protéique, ils jouent un rôle dans l'adhérence des gonocoques aux cellules mais n'expliquent pas entièrement la virulence [17].

**La capsule** : elle est constituée de polysaccharide. Elle joue un rôle dans la pathogénicité en protégeant le germe contre la phagocytose.

Les polysaccharides : comprennent des lipides, le noyau oligosidique et la chaine O. La structure glucidique de la chaine O est responsable de spécificité sérologique diverse [17].

**Les antigènes des enveloppes externes** : Ils sont les plus étudiés. Ils sont constitués de lipopolyosides et de protéines qui permettent de distinguer 16 serotypes [6].Ils pourraient être impliqués dans les phénomènes de virulence.

**Les enzymes** : Elles dégradent probablement des substances du milieu extérieur qui ont franchi la paroi. Elles semblent jouer un rôle important dans la résistance aux antibiotiques.

Les endotoxines : de nature glucidolipoproteique, les endotoxines sont thermostables. Ils ont un pouvoir toxique.

**3-1-6 <u>Diagnostic</u>:**

Le diagnostic est généralement direct  reposant sur la mise en évidence du germe et/ou de ses constituants. Le prélèvement est fait à l'aide d'un inoculateur ou d'un écouvillon [18]. La qualité du prélèvement, la nature de l'écouvillon (alginate de calcium ou dacron conseillés), et le respect des conditions de transport sont primordiaux.

Le germe est mis en évidence dans les secrétions urétrales et anales chez l'homme. Chez la femme, les prélèvements doivent être systématiquement multiples : urètres, endocol, marge anale et les secrétions vaginales. L'écouvillon est introduit au niveau de l'orifice externe du col après avoir créer son accessibilité au spéculum [19]. Pour tous ces prélèvements, chaque fois que c'est possible, on pratique un examen direct et on ensemence sur un milieu sélectif spécial. A défaut on utilise un milieu de transport adapté. Le gonocoque peut être recherché dans d'autres prélèvements (suppurations, hémocultures, urine). L'examen direct, surtout réalisé à partir des prélèvements urétraux masculin peut être évocateur avec présence de diplocoques à Gram négatif intra ou extra leucocytaire. Le diagnostic de *Neisseria gonorrhoeae* peut être réalisé aussi à l'aide de techniques immunologiques par mise en évidence des antigènes, voire par recherche du génome bactérien après amplification génique (PCR ou équivalent). Chez les nouveau-nés les secrétions oculaires sont prélevées.

Les techniques de coloration utilisées sont:

- la simple coloration au bleu de méthylène montrant les diplocoques en «grain de café»,
- la coloration différentielle de Gram montrant les diplocoques rose pales, un peu plus gros qu'avec le bleu de méthylène,
- l'immunofluorescence direct plus spécifique que les précédentes méthodes. Malgré tous, 20 à 30% des porteurs de gonocoque ne peuvent être décelés par examen direct nécessitant un recours à la culture.

  PCR : Le diagnostic se fait aussi par amplification génique. Elle permet de mettre en évidence le gonocoque dans les prélèvements urétraux, vaginaux et dans l'urine. Pour *Neisseria gonorrhoeae* la séquence est constituée de 201 nucléotides situés sur le gène codant la cytosine ADNmethytransferase.Le test d'amplification génique est une alternative possible à la culture. La sensibilité de ce test semble meilleure que la culture et dépasse 90% pour l'urètre. La spécificité de ce test n'est par contre pas parfaite. Certaines souches de *Neisseria gonorrhoeae* non pathogènes faisant parti de la flore buccale peuvent donner un résultat faux positif.

La PCR est actuellement considérée comme technique de référence pour le diagnostic de *Neisseria gonorrhoeae*.

3-1-7- **Choix des milieux de cultures** :

Le milieu préconisé actuellement est le milieu de THAYER et MARTIN. Il est opaque, à base d'hémoglobine bovine en boite de Pétri permettant la culture des gonocoques sous certaines conditions d'incubation. Au milieu on ajoute un mélange inhibiteur Vancomycine, Colistine, Nystatine (VCN) qui est peu ou pas actif sur le gonocoque, utilisé chez la femme où la flore d'accompagnement est abondante. Un mélange d'enrichissement à base de vitamines et d'amino-acides divers (Isovitalex, supplément G) peut être ajouté. Les colonies apparaissent 24h à 36h après incubations des boites de pétri à 36,5°C sous atmosphère humide en présence du $CO_2$. Elles sont petites, surélevées, brillantes, opaques ou translucides (8).

3-1-8 **Sensibilités aux antibiotiques** : La sensibilité du gonocoque aux antibiotiques varie selon les types d'antibiotiques.

Actuellement les antibiotiques les plus actifs sont :

- Les fluoroquinolones dont la ciprofloxacine
- Les céphalosporines de la troisieme génération dont le Ceftriaxone et le Cefixime.

3-1-9 **Resistance aux antibiotiques** : Le gonocoque est résistant à de nombreux antibiotiques. Les résistances les plus fréquemment rencontrées sont :

**\*Resistance à la pénicilline** : Cette résistance a été découverte depuis les années 50. Elle est de deux types :

- Resistance chromosomique due la modification des PLP (Protéine Liant la Pénicilline).
- La résistance plasmique due à la pénicillinase (PPNG).

*Resistance aux tétracyclines** : Elle est importante chez la tétracycline en général et faible pour la doxycicline et la minocycline. Elle peut être de deux types [20]

- Une résistance à bas niveau (CMI de l'ordre de 0,25µg/ml) due à des mutations chromosomiques dénommées mtr, PenB et tet. Les deux premières mutations sont aussi impliquées dans la résistance à bas niveau à la penicilline.L'association de ces mutations peut entrainer une augmentation de CMI jusqu'à 2 à 4 µg/ml.

- Une résistance à haut niveau peut apparaitre chez les souches de gonocoques qui hébergent des plasmiques de résistance (Tcr) entrainant une augmentation des CMI jusqu'à 64µg/ml. Ce plasmide est transférable d'une souche sensible de gonocoque à d'autres germes de la flore génitale. Ces plasmiques codent pour une protéine qui protège les ribosomes contre l'action des tétracyclines.

*Resistance à la Spectinomycine** : L'utilisation de la Spectinomycine dans les régions où le niveau de résistance aux tétracyclines était élevé a entrainé l'apparition de mutant résistant à cet antibiotique.

La mutation entraine une altération des ribosomes empêchant ainsi la fixation de la Spectinomycine.

*Resistance aux autres antibiotiques** :

En plus de la résistance fréquente à la pénicilline et aux tétracyclines, *Neisseria gonorrhoeae* a développé par mutation une résistance à d'autres antibiotiques comme la streptomycine, la rifamycine, et les sulfamides. [21]

Il ya peu de résistance aux céphalosporines de troisième génération et aux fluoroquinolones.

**3-1-10 Eléments de traitement** :

Le traitement est basé sur la connaissance de la sensibilité de *Neisseria gonorrhoeae* aux antibiotiques.

**Gonococcie aigue** : Le traitement peut se faire de la façon suivante :

Spectinomycine : une injection IM de 2g par jour pendant 2 jours consécutifs.

Rosaxacine : 2gellules de 150mg par jour pendant 2 jours consécutifs.

En cas de résistance, lorsque la prévalence de *Neisseria gonorrhoeae* productrice de pénicillinase est inferieure à 1%, on peut recourir à la pénicilline procaïne, l'ampicilline, ou l'amoxicilline en prise unique associé à 1g de probenecide.

Si la prévalence est supérieure à 5%, il faut recourir à la spectinomycine, aux céphalosporines ou aux quinolones de deuxième génération (fluoroquinolones)

Dans les zones ou la prévalence est comprise entre 1 et 5%, on réservera les produits précédents pour traiter les échecs et on utilisera en première intension soit le thiamphenicol ou la Doxy. [22]

Au Mali l'algorithme de traitement approprié pour la gonococcie est [23]

1er choix : Ciprofloxacine 500mg en prise unique

Doxy 100mg 2fois par jours pendant 7jours.

2eme choix (chez l'adolescent) inferieur à 15 ans :

Cefixime 400mg per os en dose unique

Doxy 100mg 2 fois par jours pendant 7 jours

## 4- METHODOLOGIE

**4-1 Cadre de l'étude :**

L'étude a été réalisée dans le service de bactériologie de l'INRSP et dans trois officines de pharmacie à Bamako : « Officine Mamita » dans le quartier Banconi en commune I, « l'officine Singaré » à la gare routière du quartier Sogoniko en commune VI et « l'officine Bien Etre » au quartier de Médine en commune II du district de Bamako.

Ces officines ont été choisies en raison de :

- Leur fréquentation par les hommes qui se présentent pour obtenir un traitement pour l'écoulement urétral.
- Leurs situations géographiques

**4-2 Période d'étude :** L'étude s'est déroulée sur 4 mois : 08 aout au 30 Novembre 2008

**4-3 Type d'étude :** C'est une étude transversale prospective multicentrique pour évaluer le profil de résistance du gonocoque aux antibiotiques chez les patients présentant un écoulement urétral, qui fréquentent ces trois officines de pharmacie pour recevoir un traitement antibiotique.

**4-4 Population d'étude:**

La population d'étude était constituée de patients de sexe masculin présentant un écoulement urétral et consentant pour le prélèvement urétral à l'officine.

➤ **Critères d'inclusion :**

Sont inclus dans l'étude, les patients de sexe masculin âgés de plus de 15ans, se présentant à la pharmacie avec une plainte d'écoulement urétral pour acheter des antibiotiques.

➤ **Critères de non inclusion :**

Les patients de sexe masculin non consentent pour participer à l'étude.

Les clients qui ont déjà été recruté dans l'étude (clients qui reviennent).

**4-5 <u>Taille de l'échantillon</u>:**

La taille de l'échantillon était estimée à 55 patients de sexe masculin avec un écoulement urétral de façon aléatoire

**4-6 <u>Collectes des données</u>**

Les patients se présentant avec un écoulement urétral et consentants ont été recrutés dans l'étude après lecture et signature du formulaire de consentement.

La technique de l'interrogatoire a été utilisée pour collecter les données démographiques et comportementales des patients.

Chaque patient a reçu une carte de participation portant son nom et un numéro d'identification.

Tous les formulaires de consentement remplis sont gardés sous clé pour assurer la confidentialité des participants. Seuls les pharmaciens participant à l'étude peuvent accéder à ces informations confidentielles.

**4-7 <u>Prélèvement</u> :**

Le prélèvement est fait à l'officine dans une salle prévue à cet effet. Un écouvillon stérile a été utilisé pour prélever le pus urétral chez chaque patient consentant. En l'absence d'écoulement urétral spontané à l'examen, le patient lui-même ou le pharmacien a essayé d'obtenir un écoulement par une pression de l'urètre.

**4-8 <u>Mise en culture</u> :**

**<u>Milieu modifié de THAYER et MARTIN</u>:**

C'est le milieu chocolat auquel on additionne des inhibiteurs :

Vancomycime 3µg /ml, Colistine 7,5 µg /ml et la Nystatine 12,5µg /ml ou VCF. Le pus urétral est d'abord ensemencé à l'officine en roulant l'écouvillon à la surface du milieu de THAYER et MARTIN modifié et placé dans une jarre à bougie. Un deuxième prélèvement est étalé sur une lame microscopique, fixée à la chaleur et mis dans une boite à lames.

Le numéro d'identification de la carte de participation était porté sur les milieux de culture ensemencés ainsi que les lames de chaque patient.

**4-9 <u>Transports:</u>**

La jarre à bougie et les lames sont ensuite transportées à la température ambiante toutes les 8 heures au laboratoire de l'INRSP où la jarre à bougie est incubée à 37°C pendant 24 à 48 heures et les lames sont colorées au Gram.

**4-10 <u>Méthodes d'analyses à l'INRSP:</u>**

**<u>Matériels de travail</u> :**

Divers matériels ont été utilisés pour le prélèvement, l'examen microscopique, la culture et l'identification. Ce sont :

- écouvillon
- lames
- microscope
- colorant de Gram
- alcool
- bec bunsen
- gélose chocolat
- milieu Thayer et Martin
- bouillon glycériné
- étuve
- eau physiologique 0,85%
- pipettes
- jarre à bougie
- réfrigérateur
- congélateur -70°C
- disque oxydase
- boites à lames
- cryovial
- ciseaux

**Examen direct microscopique du frottis de lame :**

Le frottis une fois fixé et coloré par la méthode de Gram est examiné au microscope ordinaire à l'objectif 100 à l'immersion.

Le gonocoque apparaissait sous forme de diplocoques à Gram négatif en forme de grain de café, intra ou extracellulaires lorsque les polynucléaires sont altérés.

**Identification :**

Sur la gélose THAYER et MARTIN modifiée, les colonies suspectes de gonocoque sont de petites colonies grisâtres, transparentes avec la bordure plus ou moins régulière. Ces colonies sont soumises aux tests suivants :

Test à l'oxydase : il a consisté à déposer quelques gouttes du test sur une colonie suspecte du gonocoque sur un papier filtre.

La réaction positive donne une coloration violette pourpre dans les 20 secondes qui suivent.

Une coloration de Gram est ensuite effectuée sur les colonies à oxydase positive.

Après la confirmation de la présence de gonocoque au Gram, ces colonies sont ensuite réensemencées sur la gélose GC et incubées à 37°C pendant 18-24 heures.

**4-11 Conservation et transport des souches :**

**Milieu de conservation :**

Bouillon glycériné

| | | |
|---|---|---|
| - | Hydrolysat trypsique de caséine | 17g |
| - | Peptone de soja | 3g |
| - | NaCl | 5g |
| - | Phosphate de potassium | 2,5g |
| - | Glucose | 2,5g |
| - | Glycérine | 15% |

Les colonies pures obtenues sur la gélose GC sont transférés dans des aliquotes de bouillon glycériné à 15% et conservées à -70°C jusqu'à la réalisation de l'antibiogramme.

**4-12 Antibiogramme :**

L'antibiogramme est réalisé par la méthode du E -Test selon les recommandations de CDC atlanta.

L'activité des antibiotiques a été interprétée en sensible(s), intermédiaire (i), ou résistant(R) suivant les CMI ci-dessous selon :<< Clinical and Laboratory Standards Institute >> (CLSI)

**Tableau I :** Interprétation des résultats en fonction des concentrations minimales inhibitrices critiques (CMI)

| Antibiotiques | Sensible | Intermédiaire | Résistant |
|---|---|---|---|
| Pénicilline | ≤ 0,06mg/l | 0,12-1mg/l | ≥ 2mg/l |
| Tétracycline | ≤ 0 ,25mg/l | 0,5-1mg/l | ≥2mg/l |
| Spectinomycine | ≤32mg/l | 64mg/l | ≥128mg/l |
| Ceftriaxone | ≤0,25mg/l | - | - |
| Cefoxitine | ≤2mg/l | 4mg/l | ≥8mg/l |
| Cefotaxime | ≤0,5mg/ | - | - |
| Cefpodoxine | ≤0,5mg/l | - | - |
| Ciprofloxacine | ≤0,06mg/l | 0,12-0,5mg/l | ≥1mg/l |
| Ofloxacine | ≤0,25mg/l | 0,5-1mg/l | ≥2mg/l |
| Azithromycine | ≤0,25mg/l | - | - |

**4-13 <u>Considérations éthiques</u> :**

Le protocole de l'enquête a été vu par le comité d'éthique institutionnel de l'INRSP

Avant de procéder au prélèvement, un formulaire de consentement est lu devant chaque patient pour obtenir son adhésion.

Tous les patients consentant ont signé un formulaire de consentement pour signifier leur participation à l'étude. Ils ont bénéficié gratuitement:

- De l'analyse bactériologique du prélèvement urétral
- Du traitement basé sur l'algorithme écoulement urétral en cours constitué de ciprofloxacine 500 mg en prise unique et de doxycyline 100 mg, 1 matin et soir pendant 7 jours
- De condoms

Aussi chaque patient a été conseillé pour le dépistage du VIH

**4-14 <u>Analyse des résultats</u> :**

Le logiciel Word a permit de saisir le texte Le logiciel SPSS version 12.0 a permit de saisir et d'analyser les données

## 5- RESULTATS :

### 5-1 CARACTERISTIQUES SOCIO-DEMOGRAPHIQUES DES PATIENTS

**TABLEAU II :** Répartition des patients en fonction du motif de leur visite à la pharmacie

| Motif | Fréquence | Pourcentage |
|---|---|---|
| Avoir peur de contracter une IST | 43 | 78% |
| Avoir un traitement pour les symptômes d'IST | 11 | 20% |
| Avoir des informations sur les IST | 0 | 0% |
| Avoir un traitement parce que le partenaire est malade | 1 | 1,8% |
| Total | 55 | 100% |

La peur de contracter une IST (78%) était le motif le plus fréquent de la visite des patients à la pharmacie. 20% des patients avaient leurs partenaires qui présentaient des symptômes d'IST.

**TABLEAU III :** Répartition des patients en fonction de l'écoulement urétral le jour même de la visite à la pharmacie

| Ecoulement urétral | Fréquence | Pourcentage |
|---|---|---|
| OUI | 55 | 100% |
| NON | 0 | 0% |
| TOTAL | 55 | 100% |

Tous les patients qui se sont présenté avaient un écoulement urétral le jour même de la visite

**TABLEAU IV** : Répartition des patients en fonction de la prise antérieure des médicaments

| Prise antérieure de médicaments | Fréquence | Pourcentage |
|---|---|---|
| Oui | 22 | 40% |
| Non | 33 | 60% |
| **Total** | **55** | **100%** |

Les patients n'ayant pas pris de médicament antérieurement étaient les plus nombreux à la fréquence de 60% et 40% des patients avaient pris de médicaments antérieurement.

**TABLEAU V** : Répartition des patients en fonction de la présence d'un écoulement urétral avant le jour de la visite

| Ecoulement urétral antérieur | Fréquence | Pourcentage |
|---|---|---|
| OUI | 46 | 83,6% |
| NON | 9 | 16,4% |
| **TOTAL** | **55** | **100%** |

83,6% des patients avaient eu un écoulement urétral avant le jour de la visite.

**TABLEAU VI** : Répartition des patients en fonction du traitement reçu pour l'écoulement urétral antérieur

| Traitement | Fréquence | Pourcentage |
|---|---|---|
| OUI | 47 | 85,5% |
| NON | 8 | 14,5% |
| **TOTAL** | **55** | **100%** |

85,5% des patients avaient obtenu un traitement et 14,5% n'avaient eu un traitement.

**TABLEAU** VII: Répartition des patients en fonction de la structure fréquentée pour le traitement de l'écoulement antérieur

| Structures | Fréquence | Pourcentage |
|---|---|---|
| Centre de santé publique | 1 | 1,8% |
| Clinique spécialisée en MST | 4 | 7,3% |
| Clinique privée | 3 | 5,5% |
| Traditionnel | 3 | 5,5% |
| Pharmacie | 33 | 60% |
| Automédication | 3 | 5 ,5% |
| Autre | 8 | 14,5% |
| **Total** | **55** | **100%** |

L'officine de pharmacie était la structure la plus fréquentée par 60% des patients pour leur traitement

**TABLEAU** VIII : Répartition des patients en fonction de la raison du choix de la structure fréquentée

| Raison du choix de la structure | Fréquence | Pourcentage |
|---|---|---|
| Moins cher | 24 | 43,6% |
| Qualité de prise en charge | 13 | 23,6% |
| Proche du domicile | 6 | 10,9% |
| Connaissance de l'agent | 2 | 3,6% |
| Privée donc confidentiel | 0 | 0% |
| C'était ma seule option | 1 | 1,8% |
| Ne sait pas | 0 | 0% |
| Autres | 9 | 16,4% |
| **Total** | **55** | **100%** |

Le choix de la structure fréquentée était majoritairement dû à son cout moins élevé (43 ,6%) et à la qualité de prise en charge (23,6%)

## 5-2 RESULTATS DE LABORATOIRE

**TABLEAU IX** : Résultat de la coloration de Gram

| Résultat de la coloration de Gram | Nombre | Pourcentage |
|---|---|---|
| Positive | 38 | 69,1% |
| Négative | 17 | 30,9% |
| Total | 55 | 100% |

Sur les 55 lames observées après coloration de Gram, 38 soit 69,1% présentaient des diplocoques Gram négatif

**TABLEAU X** : Résultat de la culture pour *Neisseria gonorrhoeae*

| Culture | Nombre | Pourcentage |
|---|---|---|
| Positive | 30 | 54,5% |
| Négative | 25 | 45,5% |
| Total | 55 | 100% |

30 des échantillons qui ont subi la culture étaient positif soit 54,5% et 25 des échantillons ont donné une culture négative soit 45,5%.

## 5-3 RESULTAT DE LA SENSIBILITE AUX ANTIBIOTIQUES PAR LA METHODE DU E-TEST N=27

**TABLEAU XI :** CMI du gonocoque à la pénicilline

| PENICILLINE | SENSIBLE (≤0,06 mg/l) | INTERMEDIAIRE (0,12-1 mg/l) | RESISTANT (≥2 mg/l) |
|---|---|---|---|
| | N=0 (0%) | N=15 (56%) | N=12 (44%) |

56% des souches testées avaient une CMI comprise entre (0,12-1mg/l), donc intermédiaires et 44% des souches étaient résistantes à la pénicilline avec une CMI (≥2 mg/l).

**TABLEAU XII :** CMI du gonocoque à la tétracycline

| | SENSIBLE | INTERMEDIAIRE | RESISTANT |
|---|---|---|---|
| **TETRACYCLINE** | (≤0,25 mg/l) | (0,5-1 mg/l) | (≥2 mg/l) |
| | N=1 (3,5%) | N=1 (3 ,5%) | N=25 (93%) |

Les souches de gonocoque ont été majoritairement résistantes (93%) à la tétracycline avec des CMI 8fois plus élevée (CMI≥2mg/l)

**TABLEAU XIII :** CMI du gonocoque à la Spectinomycine

| | SENSIBLE | INTERMEDIAIRE | RESISTANT |
|---|---|---|---|
| **SPECTINOMYCINE** | (≤32mg/l) | (64mg/l) | (≥128mg/l) |
| | N=27 (100%) | N=0 (0%) | N=0 (0%) |

Toutes les souches testées étaient sensibles à la spectinomycine avec une CMI ≤32mg/l

**TABLEAU XIV :** CMI du gonocoque au Ceftriaxone

| | SENSIBLE | INTERMEDIAIRE | RESISTANT |
|---|---|---|---|
| **CEFTRIAXONE** | (≤0,25mg/l) | | |
| | N=27(100%) | N=0 (0%) | N=0 (0%) |

Toutes les souches étaient sensibles au céftriaxone avec une CMI≤0,25mg/l

**TABLEAU XV** : CMI du gonocoque à la Cefoxitine

| CEFOXITINE | SENSIBLE (≤2mg/l) | INTERMEDIAIRE 4mg/l | RESISTANT (≥8mg/l) |
|---|---|---|---|
| | N=27(100%) | N=0 (0%) | N=0 (0%) |

Les souches testées avaient une sensibilité à 100% à la Cefoxitine avec une CMI ≤2mg/l.

**TABLEAU XVI** : CMI du gonocoque à la Cefotaxime

| CEFOTAXIME | SENSIBLE (≤0,5mg/l) | INTERMEDIAIRE | RESISTANT |
|---|---|---|---|
| | N=27 (100%) | N=0 (0%) | N=0(0%) |

Toutes les souches étaient sensibles au céfotaxime avec une CMI ≤0,5mg/l

**TABLEAU XVII** : CMI du gonocoque à la Cefpodoxine

| | SENSIBLE (≤0,5mg/l) | INTERMEDIAIRE | RESISTANT |
|---|---|---|---|
| CEFPODOXINE | | | |
| | N=27(100%) | N=0 (0%) | N=0 (0%) |

100% des souches avaient une sensibilité à la céfpodoxine avec une CMI ≤0,5mg/l

**TABLEAU XVIII** : CMI du gonocoque à la ciprofloxacine

| | SENSIBLE | INTERMEDIAIRE | RESISTANT |
|---|---|---|---|
| **CIPROFLOXACINE** | (≤0,06mg/l) | (0,12-0,5mg/l) | (≥1mg/l) |
| | N=27(100%) | N=0 (0%) | N=0 (0%) |

Les souches avaient une sensibilité à 100% à la ciprofloxacine avec une CMI ≤0,06mg/l

**TABLEAU XIX** : CMI du gonocoque à l'Ofloxacine

| **OFLOXACINE** | SENSIBLE | INTERMEDIAIRE | RESISTANT |
|---|---|---|---|
| | (≤0,25mg/l) | (0,5-1mg/l) | (≥2mg/l) |
| | N=27(100%) | N=0 (0%) | N=0 (0%) |

Nette sensibilité des souches à l'ofloxacine avec une CMI ≤0,25mg/l

**TABLEAU XX** : CMI du gonocoque à l'Azitromycine

| | SENSIBLE | INTERMEDIAIRE | RESISTANT |
|---|---|---|---|
| **AZITHROMYCINE** | (≤0,25mg/l) | | |
| | N=27(100%) | N=0 (0%) | N=0(0%) |

Les souches étaient sensibles à 100% à l'azithromycine avec une CMI ≤0,25mg/l

## 6- COMMENTAIRES ET DISCUSSION :

Le but de notre étude était d'évaluer la prevalence de *Neisseria gonorrhoeae* dans les prélèvements uretraux, de déterminer le pourcentage des cultures positives de cette bacterie, et de déterminer le profil de résistance du gonocoque à la ciprofloxacine.

Notre population d'étude est certe selectionnée puisqu'elle était constituée seulement de clients hommes se presentant avec un écoulement uretral dans trois pharmacies de Bamako .Mais elle nous a permis d'évaluer la capacité de diagnostique du laboratoire (INRSP), et de comprendre les difficultés d'isolement du gonocoque dans les conditions de travail de ce laboratoire. L'échantillon estimé était de 150 hommes mais compte tenu des contraintes (surestimation de la fréquentation des officines par rapport aux délais d'exécution de l'étude) indépendantes de notre volonté nous nous sommes limités à 55 patients.

La gonococcie étant une maladie répandue sur tout le territoire national, l'étude devrait concerner les autres régions du Mali, mais nous nous sommes limités dans quelles communes de Bamako.

L'infection à *Neisseria gonorrhoeae* étant contagieuse, il fallait penser aussi au diagnostic chez la partenaire.

La PCR devrait être effectué sur les prélèvements mais compte tenu des problèmes financiers nous nous sommes limités à la culture pour identifier *Neisseria gonorhoeae.*

Cette évaluation a été possible grace à l'utilisation des methodes classiques de diagnostique : l'examen microscopique et la culture sur milieux gélosés (CHOCOLAT et MTN). La numération des leucocytes à l'examen microscopique peut orienter le diagnostique. Les mêmes techniques ont été utilisées par : Guindo [24], Kattran [25], et Khadidja [26].

Nous avons testé la sensibilité des gonocoques obtenus par culture aux antibiotiques souvent préinscrits dans le traitement syndromique des écoulements genitaux selon la technique du E -TEST.

L'âge minimum des hommes de notre étude était de 15 ans,

Age à partir duquel l'activité sexuelle commence. Samaké [27], Soumaré [28], dans leurs etudes sur les MST ont trouvés que les tranches d'âges (15-19) et (25-34) etaient les plus représentées. La même observation a été faite par khadidja.

La peur de contracter une IST était le motif le plus fréquent de la visite des patients à la pharmacie.

Tous les patients prélevés présentaient un écoulement urétral le jour même de leur visite à la pharmacie.

Les patients n'ayant pas pris de médicaments antérieurement étaient les plus nombreux à la fréquence de 60% dans notre étude. Guindo en 1993 a trouvé 84,3% des ses patients qui avaient fait l'automédication avant leurs prélèvements.

La quasi-totalité des patients reçus avaient déjà eu un écoulement antérieur et 80% de ces patients avaient obtenu de l'aide ou du traitement.

L'officine de pharmacie était la structure la plus frequentée par les patients pour leur traitements.

Le choix de cette structure était dû en majorité à son cout moins élevé et à sa qualité de prise en charge.

L'experience a montré que les patients ont plus tendance à pratiquer une automédication en cas d'uretrite ou d'écoulement uretral qu'ils considerent comme une maladie honteuse. Cette remarque a été faite par khadidja [26]. Ces maladies sont pourtant reconnues en Afrique comme étant les plus fréquentes chez les hommes et chez les femmes.

D'autres raisons mal connues pourraient aussi expliquer la mauvaise fréquentation des laboratoires par les hommes pour recherche d'IST.

Les résultats bactériologiques étant évalués par la microscopie et les cultures, nous avons considéré comme infection à *Neisseria gonorrhoeae*, les frottis colorés par la technique de Gram qui présentaient des diplocoques à Gram négatif avec une morphologie évocatrice.

Certains examens microscopiques (30,9%) et culturaux (45,5%) étaient négatifs Cela s'explique par la fragilité des germes et certains facteurs non maitrisés. Nous pensons que l'automédication favorisant la persistance d'urétrites non gonococciques peut en être une cause [26].

Sur les 55lames observées après coloration de gram, 69,1% présentaient des diplocoques à Gram négatif.

La fréquence des cultures positives était de 54,5%. Une étude réalisée en 1999 par Yakouba Keita en commune II a donné 4% de prévalence du gonocoque [29].Oumou Sabe en 1999 et Nana Mohamed ont trouvé respectivement 5,2% et 10,4%.Ces faibles taux s'expliquent en partie par la fragilité du germe et l'exigence pour la culture. La même observation a été faite par khadidja [26] et Diallo [30] dans leurs études.

La prévalence de *Neisseria gonorrhoeae* a été estimée à 69,1% sur la base de l'observation microscopique dans notre étude

Certains facteurs comme la nature des milieux de culture utilisés, les conditions de culture et l'antibiothérapie peuvent influencer négativement la culture de *Neisseria gonorrhoeae*.

Dans notre cas, nous avons utilisé la gélose chocolat et les milieux MTN pour les cultures. Les ensemencements étaient immédiats et les conditions de température ; 36,5°C ainsi que la durée d'incubation 24-48h étaient respectées.

Guindo [24], Kattran [25] et Khadidja [26] avaient utilisé les milieux chocolat contenant du supplément G avec ou sans antibiotiques sélectifs.

Dans tous les cas, la culture est le moyen le plus efficace dans le diagnostique des gonococcies aussi bien chez la femme que chez l'homme. Elle permet d'étudier par la suite la sensibilité de *Neisseria gonorrhoeae* aux antibiotiques usuels.

Pour les 27 souches de *Neisseria gonorrhoeae* dont l'antibiogramme a été possible, les antibiotiques usuels dans les algorithmes de traitement des uretrites gonococciques sont diversement actifs.

Les souches de gonocoques isolées étaient toutes résistantes à la pénicilline avec des CMI 33 fois plus élevées (CMI ≥2).

Ces souches ont été majoritairement résistantes à la tétracycline avec des CMI 8 fois plus élevées (CMI ≥2mg/l).

L'activité presque nulle de la pénicilline et de la tétracycline n'est aujourd'hui classique.

Ces observations ont été faites par khadidja [26] en 2002.

En revanche la ciprofloxacine régulièrement utilisée dans l'actuel algorithme de traitement syndromique des écoulements urétraux au Mali est active sur nos souches de *Neisseria gonorrhoeae*.

Les souches de gonocoques testées étaient toutes sensibles :

- A la spectinomycine
- Au ceftriaxone
- Au cefotaxime
- A la cefpodoxine
- A l'ofloxacine
- A l'azitromycine
- A la cefoxitine
- Et à la ciprofloxacine

Dans les pays africains, la résistance de *Neisseria gonorrhoeae* aux antibiotiques est très variable.

# 7-CONCLUSIONS ET RECOMMANDATIONS :

Au terme de cette étude nous pouvons tirer les enseignements suivants:

- ✓ Sur les 55 prélèvements  on a identifié 30 souches de *Neisseria gonorrhoeae*
- ✓ Tous les patients qui ont participé à l'étude étaient des hommes qui avaient au moins 15 ans.
- ✓ Tous les patients prélevés dans l'étude présentaient un écoulement urétral le jour du prélèvement.

Malgré les énormes difficultés liées à la culture du gonocoque nous avons pu isoler un nombre non négligeable de souches.

Certains antibiotiques comme la pénicilline G et la tétracycline  ont montré leur inefficacité dans l'inhibition du gonocoque, contrairement à la ciprofloxacine et l'ofloxacine qui ont relevé une bonne activité.

Le traitement actuel avec la ciprofloxacine  à la quelle toutes les souches testées sont sensibles avec une CMI $\leq 0,06$ mg/l peut être poursuivi

## Recommandations :

Nous adressons ces recommandations :

Aux cliniciens ;

- Observer plus de rigueur dans la prise en charge du traitement des IST selon les algorithmes évalués et poursuivre les campagnes d'Information, d'Education et de Communication

Aux responsables de laboratoire ;

- Améliorer les équipements de diagnostic des laboratoires afin d'obtenir des résultats performants

Aux autorités du pays ;

- Accélérer la mise en route de la stratégie de prise en charge syndromique des IST en vue d'un dépistage rapide et d'un traitement efficace chez les malades et leurs partenaires

## 8- REFERENCES BIBLIOGRAPHIQUES

**1-PIOT MEHEUSA**. Epidémiologie des maladies sexuellement transmissibles dans les pays en développement Med trop 1983 :87-110

**2-MUIR, BELSY**. Pelvic inflammatory diseases its conquence in the developing world Am; J.Obst, Gyn 1980, 135:913 -927

**3-BORGE D et coll**. Approche épidémiologique des Maladies sexuellement Transmissibles en milieu ouvrier. Med Af Noire 1980 :27

**4-SIDIBE F.** Prévalence de l'infection gonococciques chez 256 prostituées fichées et sensibilisées aux antimicrobiens de 52 souches éprouvées thèse Med Bamako 1981 n°19,62.

**5-KONE K.** Prévalence IST/VIH. Déterminer à partir d'une goutte de sang et des échantillons d'urines dans cinq populations cibles du Mali de 2000-2001 Thèse pharm., Bamako 2001

**6- FERRON A**. Bactériologie Médicale à l'usage des Etudiants en médecine.12$^e$ éd Paris 1984 n°3076P 110-114. La Madeleine édition Cet R Paris

**7-DEBRUERES J, SEDALLIANE** : Isolement de gonocoque et pathologie biologique 1985 ; 33 :687-692

**8-SIBOUET A, COULAUD J.P, BASSET A, BOHBOT J.M**. Blennorragie gonococcique, maladies sexuellement transmissibles, Paris : Masson 1991.

**9-GENIAUM, BACCINO E, SOUTOUL J.H**. Maladies sexuellement transmissibles « chez la femme, la mère, la mineur »Grenoble, 3nov 1993.Med Mal infect.1994 ; 24 (n°4bis) page 403 à 496.

**10-CAMPOS OUTEALK D, RYAN K**. Prevalence of sexually transmitted diseases in Mexican. American pregnant women by country of birth and length of time in the United States.

Sexually transmitted diseases 1994; 22(2):78-82, MCSH subject headings

**11-TEMMERMAN M, CHOMBA E.N, NDINYA, ACHOLA J, et coll.** Maternal human Immunodeficiency Virus 1 infection and pregnancy out come obstetrics and gynecology.83 1994(4); 495-501.

**12-RAMZU G, KARIM S.S, STURN A.W.** sexually transmitted infections among sex workers in Kwazulu natal South Africa. Sexually transmitted disease.1998; 25:346-9.

**13-SIBOUET A.** La résistance du gonocoque aux antibiotiques peut elle expliquer la recrudescence actuelle des MST ? Med AF noire.1991; 38; 77-80.

**14-KOUMARE B, BOUGOUDOGO F, TRAORE H, DIAKITE S.** Prévalence de la conjonctivite à *Neisseria gonorrhoeae* et à *Chlamydia trachomatis,* dans une population de 280 nouveau-nés vus en consultation post natal dans le centre de santé maternelle et infantile de missira à Bamako, Med af noire, 1997 ; 40(7).

**15-SIBOUET A et coll.** Maladies sexuellement transmissible, 2eme édition 1991, Edition Masson (France)

**16-DYCK E, MEHEUS Z.A.** Diagnostique au laboratoire des maladies sexuellement transmissibles, Organisation Mondiale de la Santé Genève ; éd en Malaisie 2000 :83P

**17- AVRIL J.L.** Nouveau dictionnaire de bactériologie clinique, Ellipses éd marketing S A 1997 Paris 97-99

**18- SANGARE F.** Rapport final-Projet d'intervention auprès des groupes à haut risques (octobre 1992-mars 1995) PNLS au Mali.

**19-FIANDROIS J.P, COURCOL. R, LEMELANT J.F, RAMUZ M.J, et coll.** Bactériologie médicale Presse universitaires de Lyon 1997- Lyon Imp. lienhapt 300p.

**20-SPARLING P.F.** Biology of *Neisseria gonorrhoeae*; In: Holmes K K ; sparling PF Mardh PF et al ; sexually transmitted diseases. 3ém ed New York 1999 P 443-466

**21-STEPHEN A .M, DAVID I .T.** Prevalence and treatment of multidrug resistant *Neisseria gonorrhoeae*. Infect Med 1995:12:609-618

**22-HENRY SUCHET. J.** MST : Dépistage et traitement précoces Contraception, fertilité, sexualité 1991

**23-PNLS (MALI)**. Plan stratégique de lute contre les IST Juin 1997, 23P

**24-GUINDO A**. Etude de la prévalence des principaux agents responsables des MST-SIDA dans une population de femmes en âge de procréer dans le centre de la commune II du district de Bamako thèse de pharmacie, Bamako 94.

**25-KATTRAN**. Etude de la prévalence des MST-SIDA et des facteurs de risques de l'infection par le VIH-SIDA chez les femmes enceintes dans la région de Koulikoro, Sikasso, et Mopti en république du Mali .Thèse de pharm. Bamako 1994 n°14

**26-KHADIDJA D**. Prévalence de *Neisseria gonorrhoeae* dans les prélèvements génitaux examinés à L'Institut National de Recherche en Santé Publique 2001-2002

**27-SAMAKE S**. Place des *Chlamydia e*t des *Mycoplasmes* dans les infections génitales chez la femme à propos de 400 prélèvements cervico-vaginaux à l'hôpital du point G thèse de pharm., Bamako 199 n°25.

**28-SOUMARE D**. Les infections génitales basses à l'hôpital du Point G Bamako (157 observations) thèse Med 1988 n°10.

**29-**La prise en charge syndromique des infections sexuellement transmissibles. PNLS/ACDI/USAID mars 2004, Manuel de formation.

**30-DIALLO R**. Prévalence de *Neisseria gonorrhoeae* et *Trichomonas vaginalis* parmi les étiologies génitales féminines à Bamako à propos de 4710 prélèvements vaginaux examinés dans le laboratoire de L'INRSP de 1982 à1992 thèse pharm. Bamako 1993 n°1.

**31- BOUREE P**, Maladies Tropicales, édition 1987.

**32-DJEHA D**. Définition des algorithmes et protocoles thérapeutiques des MST .Guide des traitements des maladies sexuellement transmissible.NA 92057-Imp. Borel et Féraud sa.28p

**33- BOUREE P**. La syphilis, maladie d'hier toujours d'actualité. Revue technique de biologie tome XXI n°120 1995 :p3-4.

**34-ANTONIA G, GERBASE ,JANE T.R ,THIERRY E, MARTENS** .Global epidemiology of STDS, the lancet 1998 ;vol 351(suppl III) p1-36.

**35-OMS**: relevé épidémiologique hebdomadaire. Juillet 1997 n°27.

**36-SIBOUET A et coll.**

Maladies sexuellement transmissibles Rd Masson Paris 1984, p146..

**37-LAABERKI M.F.** *Gardenerella vaginalis et mobiluncus :* données techniques. Feuillet de biologie 1989.vol XXX n°a1 13-16.

**38-CHARVET F, et coll.**

Leucorrhées et infections vaginales chez la femme enceinte.cah Med, Lyon, 1970, 66(34) 2767-2773.

**39BOURGED E, MOUQUET B, CATHEBRAS P.** Maladies sexuellement transmissibles et stérilité en Afrique noire, Med trop juillet-sept 1987 vol 47 n°3 243-246.

**40- CAZENACE J.C et coll.** : Conduite à tenir face aux MST déclarées chez les femmes en Afrique tropicale. Med trop 1987 vol 47 n°3 231-246.

**41-CATALAN F, KHOURY B, QUIZ MAN E, DOULE D, et coll.** La technologie nouvelle au service des maladies sexuellement transmissibles, les infections à *Chlamydia trachomatis.* Spectra supplément, sept 1983 n°83 vol 11 31-36.

**.42-DOSSO M.** Le point des résistances du gonocoque vis à vis des antibiotiques en Afrique, pathologie génito-urinaire 1995, 1,45-51.

**43-GUINDO A, KOUMARE B, BOUGOUDOGO F, SY** A.S. Etude de la prévalence des principaux agents responsables des IST-SIDA dans une population de 210 femmes en âge de procréer au Mali, Med 1997 T XII n°3-4

**44- MANDSFIELD H.H, JASMAN L.L, ROBERTS P.L, et all.**

Criteria for selective screening for *Chlamydia trachomatis* infection in women attending family planning clinics. Jama 1986, 255:1730-1734.

**45-OMS**. Statistique sanitaire mondiale (1988-1990).

**46-YAKOUBA K.** Etude de la séroprévalence de l'infection à VIH chez les femmes avec ou sans ulcérations génitales ; thèse Med 1996.

**47- BRADDICK M.R, NDILLYA, ACHOLA J.O, MIRZA N.b et al.** Towards developing diagnostic algorithm for *Chlamydia trachomatis* and *Neisseria gonorrhoeae* cervicitis in pregnancy. Genitourin Med 1980, 66:62-65.

**48-L'enfant en milieu tropical.** Diagnostic d'un œil qui coule: Notions élémentaires d'ophtalmo-pédiatrie tropicale, centre international d l'enfance. Paris 1981; n°134, 30-3

**49-CISSE C.** Détermination de la prévalence des infections à *Chlamydia trachomatis* et *Neisseria gonorrhoeae* en zone rurale (NIAKHAR) par la technique AMPLICOR  thèse de pharmacie Dakar 2002 n°72

**50-BA Y.F.** Détermination de la sensibilité par E -test des souches de *Neisseria gonorrhoeae* à Dakar thèse pharm., Dakar 1996 n°68.

**51-JEAN C. K.** Usage des antibiotiques en milieux hospitalier thèse pharm. 2002.

**52-KARIM C.** Diagnostic éthologique de l'écoulement vaginal et évaluation de sa prise en charge syndromique par les prescripteurs au centre de santé de référence des communes 5 et 6 du district de Bamako à propos de 200 cas   thèse Med 2003.

**53-CDC 2002** : Etude d'évaluation de l'approche syndromique de prise en charge des infections sexuellement transmissible au Mali.

**54-ZOMAHOUM CARENE IREDE NADIO** : Evaluation de la sensibilité aux antibiotiques des bactéries isolées des i infections urinaires au laboratoire de bactériologie du centre national hospitalier-Universitaire Hubert Koutoukou Maga (CNHUHKM) de Cotonou  thèse Med 2004-2005.

**55-SANGARE   A.** Sensibilité aux antibiotiques des bactéries gram positif responsable des infections urogénital à l'hôpital du point G thèse de pharm. Bamako 2003.

## 56-RESISTANCE BACTERIENNE AUX ANTIBIOTIQUES

www.wf.lerlaisinternet.net.com/wfo29/consultation/fichesanal/fichesinterp

infectiologie b du 27/09/2003

# FICHE SIGNALITIQUE

**Nom :** ONGOIBA
**Prénom :** SOULEYMANE
Tel : 00223 76261235 / 0022366261235
Email : s.ongoiba@yahoo.fr

**Titre :** Sensibilité du gonocoque aux antibiotiques utilisés dans la prise en charge syndromique de l'écoulement urétral et ou de la dysurie au mali

**Année Universitaire** 2009-2010

**Ville de soutenance :** Bamako
**Pays d'origine :** Mali

**Lieu de dépôt :** Bibliothèque de la faculté de médecine de pharmacie et d'odonto-Stomatologie

**Secteur d'intérêt :** Bactériologie

## RESUME

L'étude avait pour objectif d'évaluer le profil de résistance du gonocoque aux antibiotiques utilisés dans la prise en charge de l'écoulement.

Cette étude s'est déroulée au laboratoire de L'INRSP de Bamako et dans trois officines de Bamako : officine Singaré, officine Bien Etre, officine Mamita

Elle a porté sur 55 patients hommes présentant un écoulement urétral et consentant pour le prélèvement urétral à l'officine.

*Neisseria gonorrhoeae* a été identifié à partir d'un frottis sur lame coloré par la méthode de Gram.

L'identification a été complétée par la culture sur milieux Chocolat et MTN.

**Résultats**

Nous avons observé comme résultats que :

La peur de contracter une IST était le motif le plus fréquent de la visite des patients à l'officine

Tous les patients présentaient un écoulement urétral jour de la visite à l'officine

L'expérience a montré que les patients ont plus tendance à pratiquer une automédication en cas d'urétrite ou d'écoulement urétral qu'ils considèrent comme une maladie honteuse

Sur les 55 lames observées après coloration de Gram on a trouvé 38 qui présentaient des diplocoques Gram négatif soit 69,1%, 30 souches de *Neisseria gonorrhoeae* ont été isolées

L antibiogramme a été possible sur 27 souches de *Neisseria gonorrhoeae*

**Mots Clés** : Gonocoque, antibiotique, sensibilité, Culture, Hommes, Mali

SUMMARY

The aim of this was estimate the resistance profile of gonococcus at antibiotics used in the care of the flow.

This study took in the INRSP laboratory of Bamako and 3pharmacy.

It concerned 55 patients' mens, who presenting an urethral flow and willing for the urethral taking in pharmacy.

The identification was completed by the culture on chocolate-agar and MTN.

We observed the following results:

The fear of contracting an TSI was the most frequent reason for the visit of the patients to the pharmacy.

All patients presented an urethral flow at theirs first visit in pharmacy.

About 55 slides observed after Gram staining, we found 38 which contained diplocoques Gram negative that was 69, 1%.

30stumps of Neisseria were isolated.

The antibiogramme has been possible for 27stumps

## DEDICACES ET REMERCIEMENTS

Au Seigneur des Univers : Au nom de Dieu, le Clément, le Miséricordieux.

Dis : IL est Dieu, Unique

Dieu, le seul à être imploré pour ceux que nous désirons

IL n'a jamais engendré, n'a pas été engendré non plus

Et nul n'est égal à lui :(Sourate 112 ; 4 verset 1, 2, 3,4)

Egalement au dernier des Prophètes, l'Ami d'ALLAH, le compatissant ; Certes tu as une moralité immense. Salut et Paix sur toi Mohamed.

Certes ALLAH et ses anges prirent sur le prophète, vous qui avez cru prier sur lui et adresser à lui vos salutations

A ma tendre douce mère ONGOIBA DJENEBA AYERO

Femme sobre, généreuse, vertueuse au foyer. Pour moi vous n'êtes que des toujours prévenante, attentionnée, vigilante, coopérante. Votre sens de devoirs, votre rigueur et souci constant pour notre réussite font de vous une mère exemplaire, sensible à notre état d'âme. Vous partagez nos peines et joies. Soyez comblée de ce modeste travail qui est non seulement le fruit de votre peine et souffrances mais aussi et surtout de votre bénédiction de tous les jours. C'est la raison pour laquelle il vous est entièrement dédié. Puisse ALLAH, le Très Grand, le seigneur et maitre de l'immense Trône vous accorder longue vie et bonheur.

A mon affectueux et reconnaissant père NARA ONGOIBA

Ton amour pour moi a été ma source d'énergie, puisse ce travail t'apporter une satisfaction légitime. Vous avez consenti des efforts afin de nous apprendre à être respectueux, honnête, et combatif. Que le tout puissant ALLAH vous garde longtemps au près de nous. Amen

A mon tuteur DJIBRIL ALPHAGALO

Les mots me manquent en ce jour solennel. Vous avez été plus qu'un père pour moi. Votre amour pour l'enfant d'autrui témoigne l'affectivité de père digne. Vous avez toujours placé mon étude au dessus de tout. En vous, j'ai trouvé une seconde famille. Votre éternelle sollicitude à mon égard et votre soutien de tous les jours m'ont permis de réaliser ce travail. Trouvez dans cette thèse un faible témoignage de mon indéfectible attachement et ma profonde reconnaissance. Que le tout puissant ALLAH vous garde longtemps au près de nous. Amen

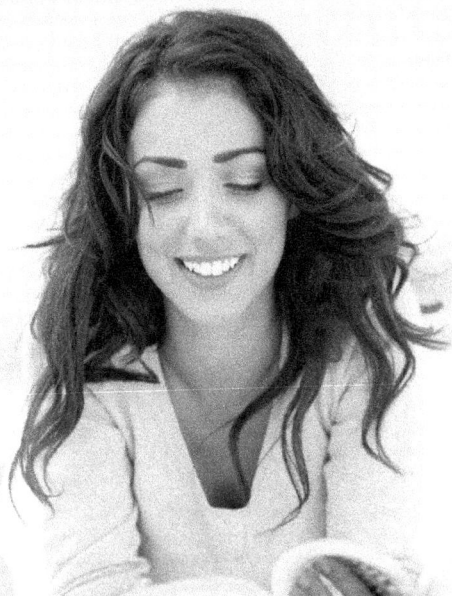

www.ingramcontent.com/pod-product-compliance
Lightning Source LLC
Chambersburg PA
CBHW020318220326
41598CB00017BA/1603